Für

....

von

....

Von Herzen gute Besserung

Fotos und Texte

(eigene und von ihnen ausgewählte Autoren)

von Kristiane und Volker Wybranietz

ars Edition

Diese zarten Schleifen
ersetzen keinen Verband
und Blütenkränze keine Medizin,

aber wer weiß,
vielleicht wirken
sie doch ein wenig
und tun der Seele gut.

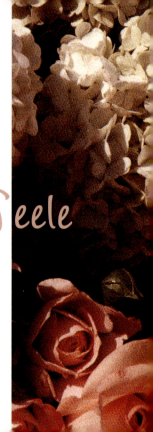

Seele

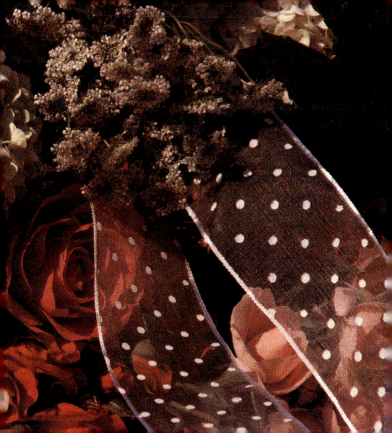

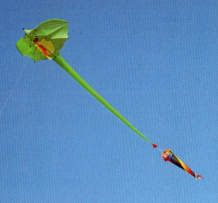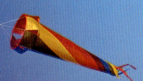

Horizont

Nicht nur Silberstreifen,

    sondern alle Farben des

        Regenbogens

            für dich,

                erneut

                    leuchtend am Horizont.

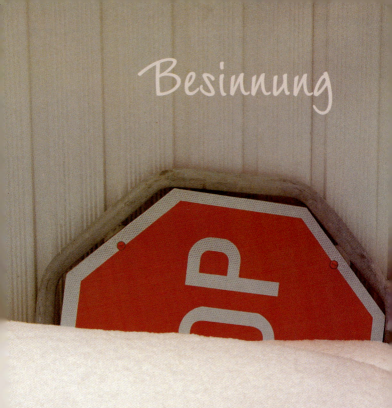

Pause machen,

Zeit zur Besinnung haben

und neue

Perspektiven finden.

Chance bei Erkrankung!

Humor ist:

mit einer Träne

im Auge

lächelnd

dem Leben beipflichten.

Otto Julius Bierbaum

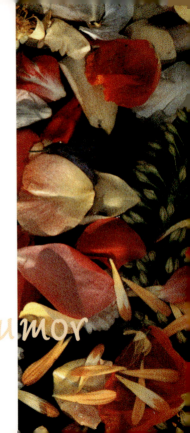

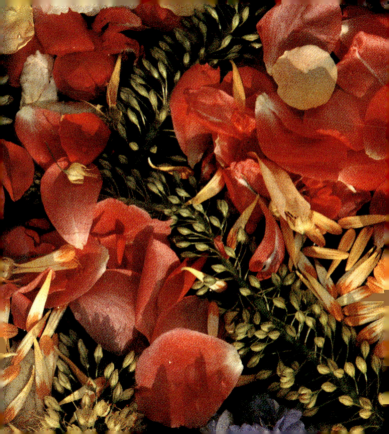

Lass nie

die Ohren

hängen.

Hoffnung ist

es, was

uns trägt.

Hoffnung

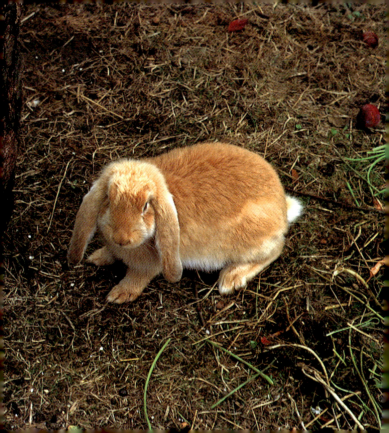

Körpe

Gesundheit und Wohlbefinden

für Körper und Seele

– so wichtig

wie das tägliche Brot.

nd
Seele

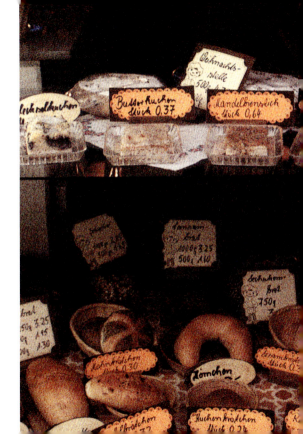

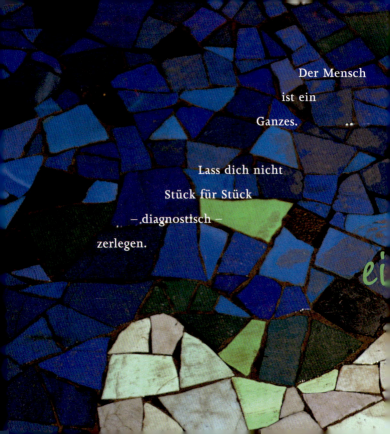

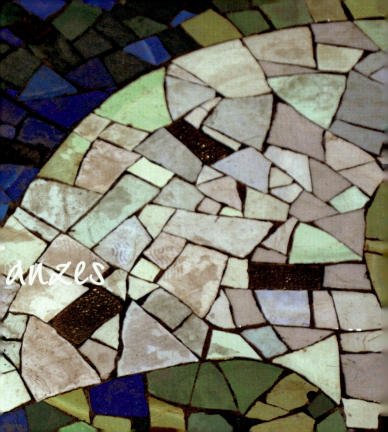

Wer rastet,

der rostet.

Wer aufgibt,

hat schon verloren.

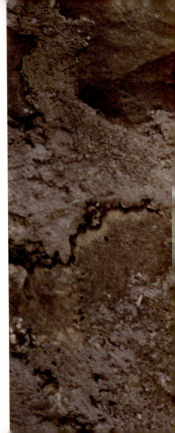

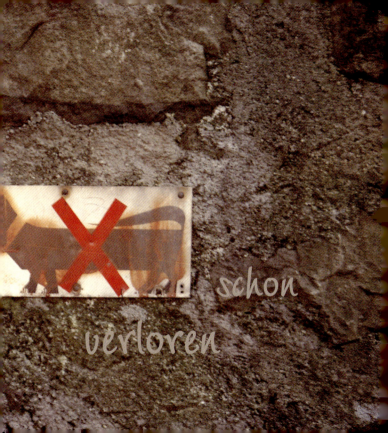

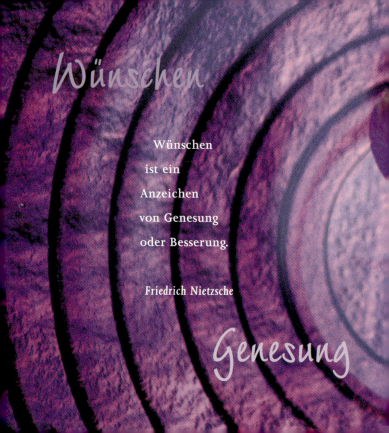

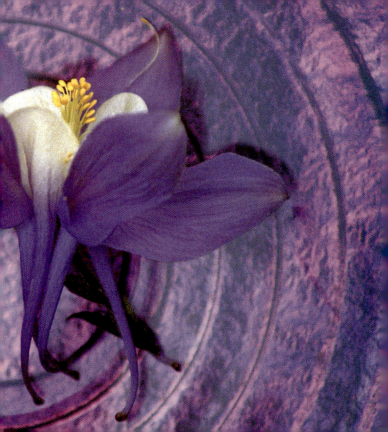

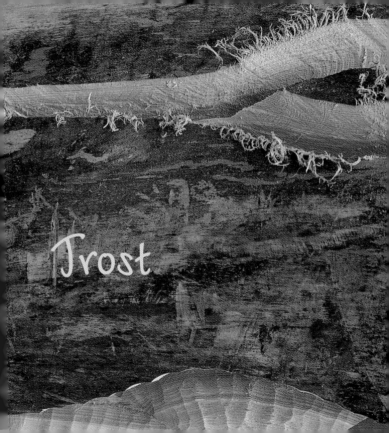

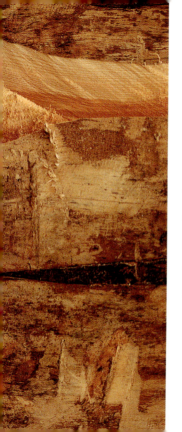

Trost

Wunden heilen
und die Narben
schmerzen später
– wenn überhaupt –
erträglich.

Tränen

gehören zum

Menschsein –

machen sie uns jedoch blind,

sind sie wenig heilsam.

Menschsein

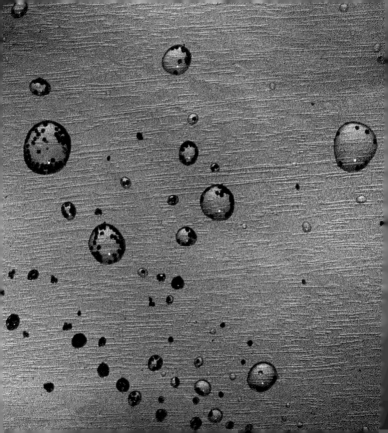

lächeln

Manchmal
sind es die
klitzekleinen
Begebenheiten,
die uns lächeln machen
und neuen Mut geben.

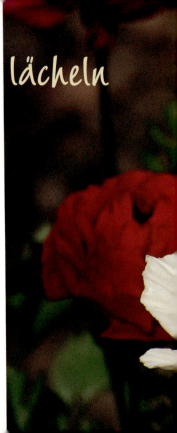

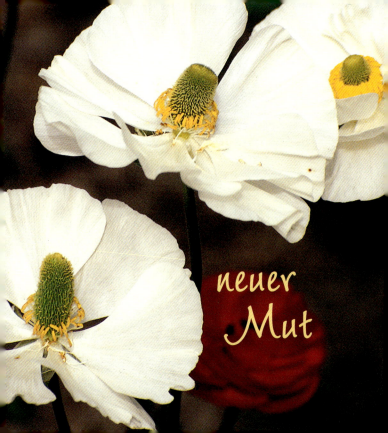

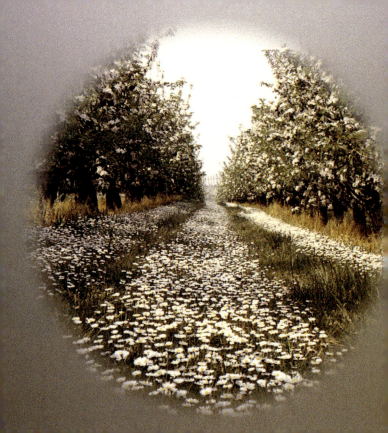

Du weißt ja:

Am Ende eines

jeden Tunnels

findet sich

Licht.

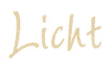

Zuspruch

Trauere nicht in deinen Einsamkeiten.
Durchleide sie bewusst.
Steh still in ihnen,
bis tiefer Lebensatem
wärmend dich durchzieht.

Dann öffne deine Augen weit,
denn du siehst neue,
nie geahnte Horizonte.

Lilit Pavell

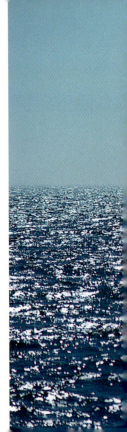

Zuspruch

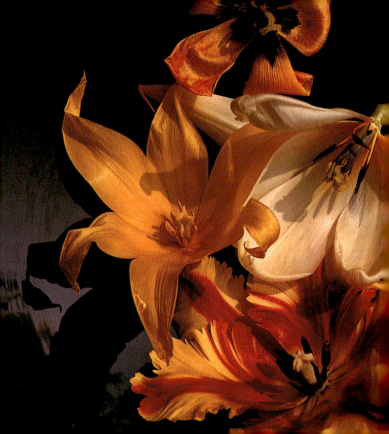

Das Glück,

das vor der Not kommt,

ist ein verführender Teufel.

Das Glück,

das hinter der Not kommt,

ist ein tröstender Engel.

Johann Heinrich Pestalozzi

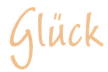

Das Leben zwingt uns

zuweilen

umzubauen,

anzubauen

oder gar ganz neu aufzubauen.

Sei gewiss,

trotz aller Mühen

hat das seinen Sinn.

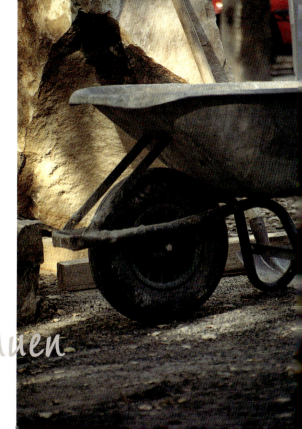

ufbauen

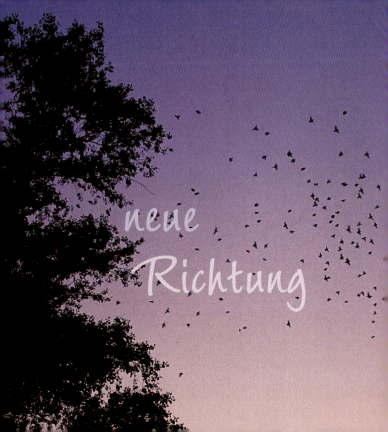

Krankheit

will uns fast

immer sagen,

dass unser Leben

eine neue Richtung braucht.

Krankenhausaufenthalt

Im sterilen Weiß,
in dem sich Zeit und Ort verlieren,
geprägt von Angst
und Ungewissheit,
lebt ein Stück Hoffnung
allein in einer Blume
und einem Lächeln.

Anette Hettche

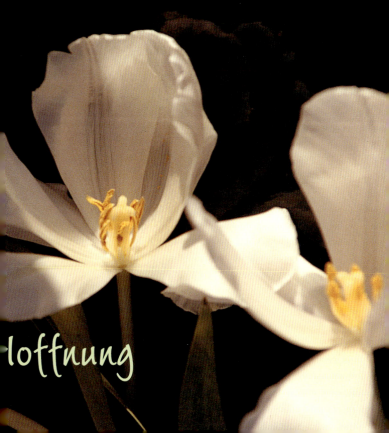

Gerade wenn wir
schwach sind,
bedürfen wir
eines lieben,
dicken Freundes,
der uns hält
und tröstet.

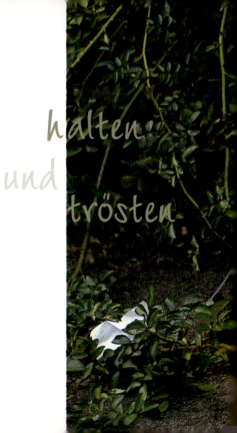

halten und trösten

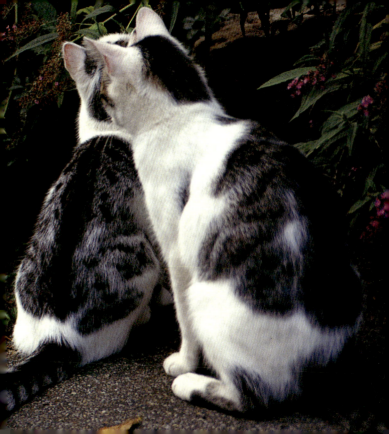

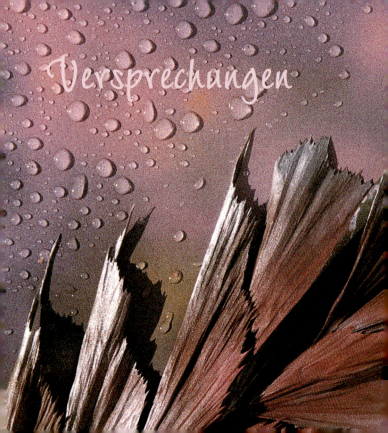

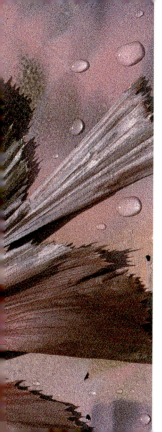

Schmerz ist der Arzt,
auf den wir am meisten hören.
Der Güte und der Weisheit
machen wir
nur Versprechungen,
dem Schmerz aber
gehorchen wir.

Marcel Proust

Mit Sonnengold
ein Banner sticken
und es flattern lassen im Wind.

Und die kleine Lerche aussenden,
dass sie meine Jubeltöne
hochträgt mit den ihren
in das weite Blau der Lüfte.

Und die Botschaft
an Rosen heften,
die viellippig künden dann
all meine Freude.

Winfriede Kohlmeigner

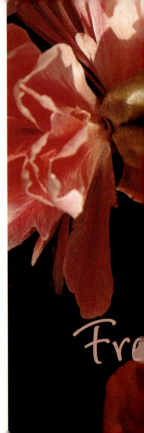

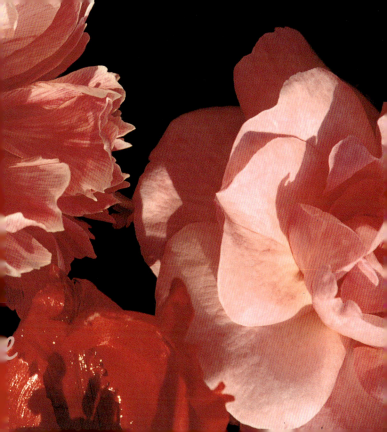

fest
im Leben
stehen

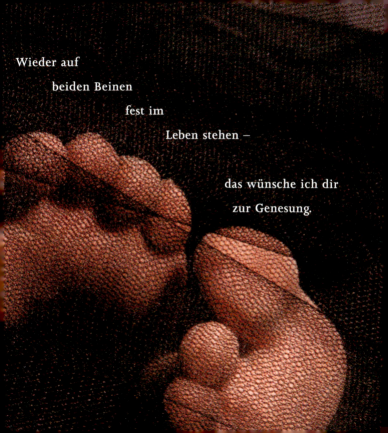

© 2008 arsEdition GmbH, München
Alle Rechte vorbehalten
Gestaltung: Eva Schindler
ISBN 978-3-7607-2593-2
Printed by Tien Wah Press

www.arsedition.de